青少年心血管健康科普丛书

呵护你的小心脏

国家体育总局青少年体育司
国家体育总局运动医学研究所
编

人民体育出版社

图书在版编目（CIP）数据

呵护你的小心脏 / 国家体育总局青少年体育司，国家体育总局运动医学研究所编 . -- 北京：人民体育出版社，2023

（青少年心血管健康科普丛书）

ISBN 978-7-5009-6386-8

Ⅰ . ①呵… Ⅱ . ①国… ②国… Ⅲ . ①心脏血管疾病—防治—青少年读物 Ⅳ . ① R54-49

中国国家版本馆 CIP 数据核字 (2023) 第 228003 号

*

人民体育出版社出版发行

北京盛通印刷股份有限公司印刷

新华书店经销

*

710 × 1000　16 开本　3.75 印张　50 千字

2023 年 11 月第 1 版　2023 年 11 月第 1 次印刷

*

ISBN 978-7-5009-6386-8

定价：19.90 元

社址：北京市东城区体育馆路 8 号（天坛公园东门）

电话：67151482（发行部）　　邮编：100061

传真：67151483　　邮购：67118491

网址：www.psphpress.com

编委会

主　编

张　霞　国家体育总局运动医学研究所

张剑梅　国家体育总局运动医学研究所

副主编

贾　娜　北京医院

韩历丽　北京妇幼保健院

邵　晶　国家体育总局运动医学研究所

参　编

安　楠　国家体育总局运动医学研究所

厉彦虎　国家体育总局运动医学研究所

徐　杰　国家体育总局青少年体育司

薛　军　应急总医院

侯明飞　沈阳市浑南区第九小学

黄伟红　中南大学湘雅医院

张　璐　国家体育总局训练局

夏辰兮　北京医院

张瑞平　国家体育总局运动医学研究所

赵晗希　国家体育总局运动医学研究所
杨　辉　江西科技师范大学
韩　奇　国家体育总局运动医学研究所
魏　巍　北京妇幼保健院
安美静　北京妇幼保健院
张　洁　国家体育总局运动医学研究所
姚奕冰　北京体育大学
陈义萍　北京体育大学
周鲁青　北京体育大学
张霂汐　国家体育总局训练局康复中心
沈　华　张家口市塞北管理区疾病预防控制中心
李　睿　成都体育学院

顾　问

王　雷　国家体育总局青少年体育司

前言

随着我国社会经济快速发展，居民生活方式发生了相应改变，静坐少动成为一些群体的常态，一些疾病的发生率也有所变化。心血管疾病是导致慢性非传染性疾病患病率及死亡率升高的首要原因，而心血管疾病患病率总体呈现上升趋势。研究证明青少年时期不合格的心血管健康状态是成年后患心血管疾病的严重危险因素，而理想的“心血管健康状态”是成年后心血管健康的重要保障。2020 年 9 月 22 日，习近平总书记在教育文化卫生体育领域专家代表座谈会上的讲话中强调“从源头上预防和控制重大疾病，实现从以治病为中心转向以健康为中心”，因此，以青少年心脏健康为抓手，帮助青少年在生命早期养成规律运动、合理饮食等健康的生活习惯，预防心血管疾病的发生发展、控制心血管疾病的危险因素，是推进“健康中国”建设步伐的重要举措。

该科普宣传读本基于前期一项针对我国中小学生开展的心血管健康状况调查结果，制订相关健康卫生知识科普教育计划，通过帮助儿童青少年充分了解心血管健康知识，改变不良的生活方式，从而提升心肺功能、提高健康素养，以降低成年后心血管疾病的发生风险，为提升全民大健康理念奠定基础。

张霞

目录

CONTENTS

第一章 CHAPTER 01 儿童青少年心血管健康的标准

了解健康标准，对危险说 NO！

2010 年，美国心脏协会（American Heart Association，AHA）发布了《健康公民 2020 计划》，提出了理想心血管健康行为和因素的定义及标准，强调了养成健康生活方式及对危险因素进行预防性评估的必要性，并提示心血管健康状态需要从生命早期（即儿童时期）开始建立并保持。

01

绝大多数儿童在出生时具有理想的心血管健康状况。理想健康状况包括戒烟行为、标准体重、适量身体活动和健康饮食状况，同时总胆固醇、血压和空腹血糖水平达正常标准。具体要求及定义如表 1 所示。

表 1　理想健康状况具体要求和定义

	较差	中等	理想
吸烟状况	30 天前尝试过	/	从未抽过整支香烟
体重指数（BMI）*	>95th% 分布区间	85th%~95th% 分布区间	<85th% 分布区间
体力活动水平	从未做	0~60 分钟 / 天的中等或剧烈的活动	每天 ≥ 60 分钟的中等或剧烈活动
健康饮食状况	0~1 种成分	2~3 种成分	4~5 种成分

* 详见表 2。

续表

	较差	中等	理想
总胆固醇	≥ 5.18mmol/L	4.40mmol/L~5.18mmol/L	<4.40mmol/L
血压 *	>$95^{th}\%$ 分布区间	$90^{th}\%$~$95^{th}\%$ 分布区间	<$90^{th}\%$ 分布区间
空腹血糖	≥ 7.0mmol/L	5.6~7.0mmol/L	<5.6mmol/L

* 详见表 3。

1. 吸烟状况

吸烟状况主要指主动吸烟。除青少年主动的吸烟行为外，在家庭或日常生活中被动接触二手烟也是风险因素。目前使用电子烟的青年人数也逐渐增多，虽然还没有将电子烟列入健康指标，但父母也应当对此引起重视。

2. 体重指数（BMI）

BMI 的计算方式为体重（kg）/ 身高 ^{2}（m）。2~20 岁儿童青少年的 BMI 增长曲线如图 1 所示，正常体重状态被定义为 BMI 处在特定年龄及性别水平 $85^{th}\%$ 以内。需要注意的是，虽然 BMI 与肥胖状态相关，但它并不是判断超重、肥胖的绝对衡量标准，还要根据瘦体重、脂肪质量和脂肪百分比等来综合判断。

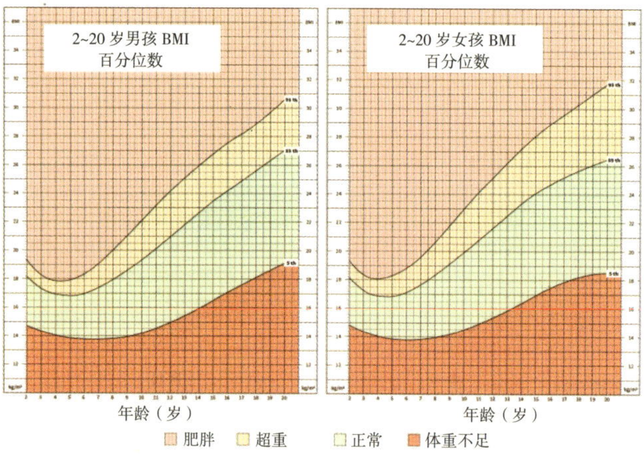

图 1 2~20 岁儿童青少年的 BMI 增长曲线

表 2 国家卫生健康委员会发布的《学龄儿童青少年超重与肥胖筛查》标准

年龄（岁）	男生		女生	
	超重	肥胖	超重	肥胖
6.0~	16.4	17.7	16.2	17.5
6.5~	16.7	18.1	16.5	18.0
7.0~	17.0	18.7	16.8	18.5
7.5~	17.4	19.2	17.2	19.0
8.0~	17.8	19.7	17.6	19.4
8.5~	18.1	20.3	18.1	19.9
9.0~	18.5	20.8	18.5	20.4
9.5~	18.9	21.4	19.0	21.0
10.0~	19.2	21.9	19.5	21.5
10.5~	19.6	22.3	20.0	22.1
11.0~	19.9	23.0	20.5	22.7
11.5~	20.3	23.6	21.1	23.3
12.0~	20.7	24.1	21.5	23.9
12.5~	21.0	24.7	21.9	24.5
13.0~	21.4	25.2	22.2	25.0
13.5~	21.9	25.7	22.6	25.6
14.0~	22.3	26.1	22.8	25.9
14.5~	22.6	26.4	23.0	26.3
15.0~	22.9	26.6	23.2	26.6
15.5~	23.1	26.9	23.4	26.9
16.0~	23.3	27.1	23.6	27.1
16.5~	23.5	27.4	23.7	27.4
17.0~	23.7	27.6	23.8	27.6
17.5~	23.8	27.8	23.9	27.8
18.0~	24.0	28.0	24.0	28.0

表 3 中国 3~17 岁儿童青少年高血压筛查的简化公式标准

性别	收缩压（mmHg）	舒张压（mmHg）
男	100+2× 年龄	65+ 年龄
女	100+1.5× 年龄	65+ 年龄

3. 体力活动水平

健康体力活动是指每天至少进行 60 分钟的中等强度①体力活动，包含每周 3 天的身体抗阻训练，如深蹲、哑铃、弹力带、单双杠（需要在体育专业人士指导下进行），选择一种动作方式练习，10~15 个动作为一组，每次 2~3 组，时间不超过 20 分钟。

青少年应该坚持运动，家长应监督并鼓励孩子养成运动习惯。学校合理的课程安排是帮助青少年养成良好运动习惯的有效手段，包括增加体育课课时数，延长课堂之间的活动休息时间，尽量安排丰富多彩的放学前或放学后的活动等；而家庭和社区方面的配合也是必不可少的。

4. 健康饮食状况

健康饮食的两个主要特征包括饮食质量和能量平衡。饮食结构应科学且合理搭配，如每天至少摄入 12 种食物，多吃蔬菜、水果、奶类、谷物，适量吃鱼、禽、蛋、瘦肉，每周摄入 25 种以上食物。在 18 岁时应达到以下目标：每天摄入 150~350g 水果，300~500g 蔬菜；每周至少摄入 2 份 100g 的鱼；每天至少摄入 3 份 30g 富含纤维的全谷物食品；每天摄入不超过 5g 钠；每周摄入不超过 450kcal 的含糖饮料。

5. 血脂 / 总胆固醇

由于饮食结构不合理，青少年摄入油炸、膨化类食品过多，一些孩子在青少年时期就出现了血脂代谢异常。6~19 岁儿童青少年的总胆固醇理想水平是低于 4.40mmol/L。值得一提的是，由于血脂水平存在种族和性别差异，因

① 中等强度：身体活动目标心率为最大心率的 64%~76%；最大心率 =207−0.7 × 年龄。

此应根据实际情况进行处理。此外肥胖造成的多项血脂异常也较为普遍，因此在处理血脂相关指标异常时也应对体重加以重视。

6. 血压

不同性别、年龄和身高的儿童青少年血压参照标准如图 2 所示。血压与民族和种族存在一定的相关性，儿童从 3 岁起便可以开始监测血压，随着时间推移，观测孩子血压状况，以及时发现问题。青少年应至少每年测量一次血压。

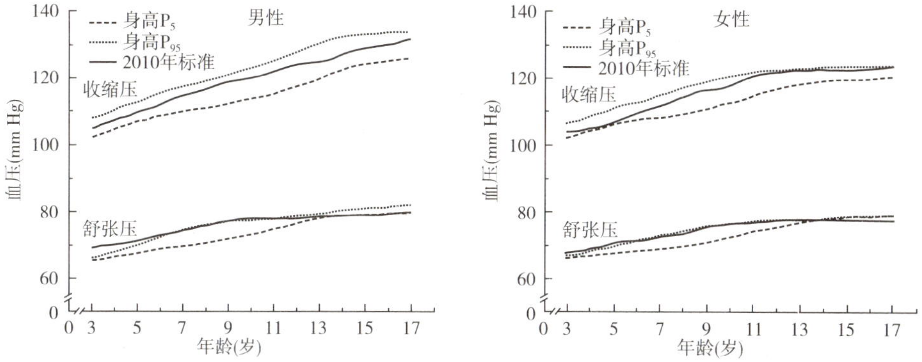

图 2　中国 3~17 岁不同性别、年龄和身高的儿童青少年血压参照标准

7. 空腹血糖

由于家族遗传、摄入过多含糖饮料及久坐的不健康生活方式，青少年血糖水平也需引起关注。标准的空腹血糖水平是低于 5.6mmol/L（即 100mg/dl）。血糖升高之前，人体可能首先出现高胰岛素血症，空腹血糖升高容易在成年后发展为 2 型糖尿病，因此监测空腹血糖对预防成年期心血管疾病和 2 型糖尿病至关重要。

众多研究证实，儿童青少年时期存在的心血管健康危险因素与其成年后患心血管疾病密切相关，不合格的心血管健康状态是成年后发生心血管疾病的严重危险因素，而理想的“心血管健康状态”是成年后心血管健康的重要保障。随着时间的推移，大多数青少年在成年后会出现多项心血管健康指标不正常，而成年人通过改变生活方式和药物干预想要完全恢复理想心血管健康状况难度较大，且成功概率较小。因此，家长在孩子的生命初期就应关注其心血管健康，了解相关知识。在社会、家庭及儿童青少年个体的共同努力下，儿童青少年在成年后会保持心血管健康水平，这无论对当下还是对未来的健康研究都具有重要意义。

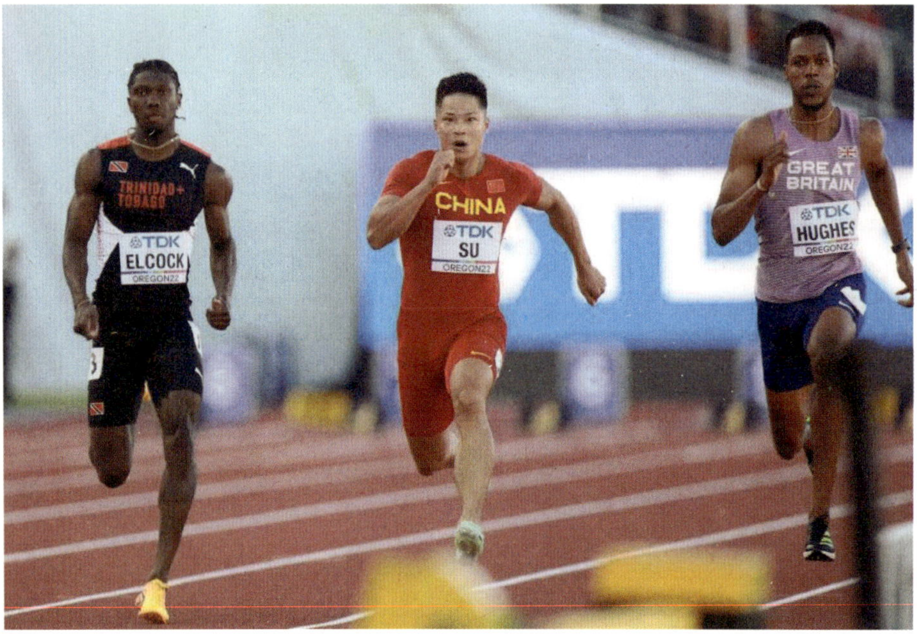

第二章
CHAPTER 02

儿童青少年心血管健康水平对成年后心血管健康的影响

心血管健康基石应从儿童青少年筑起！

《中国心血管健康与疾病报告 2021》指出我国心血管疾病居慢病、死亡原因的首位。目前我国心血管病患病人数达 3.3 亿。正确认识心血管危险因素，如高血压、高血糖、高血脂、吸烟、肥胖、久坐等，是预防心血管疾病的关键所在。2017—2018 年一项针对北京市 6~16 岁儿童青少年心血管健康状况调查结果显示，我国青少年心血管健康状况堪忧。而儿童青少年时期存在的心血管危险因素与其成年后心血管疾病发生密切相关。美国研究数据显示，那些在童年时期存在心血管危险因素的成年人患心血管疾病的风险是童年时期没有心

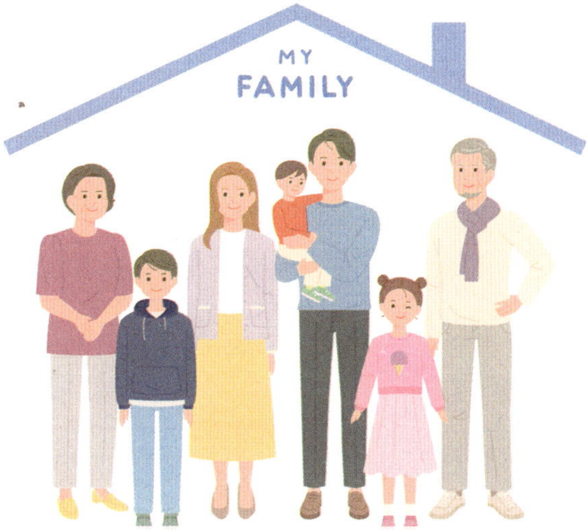

02

血管危险因素的成年人的 3 倍。儿童时期存在两个或两个以上的危险因素并保持到成年，其患心血管疾病的概率比成年时期才出现危险因素的人高 6 倍。

国际儿童心血管队列（I3C）联盟是一项大型队列研究，纳入 40 000 多名儿童，调查心血管危险因素［如身体质量指数，(BMI)、血压、总胆固醇水平、甘油三酯水平及吸烟］对成年时期心血管事件发生风险的影响，其中 20 000 多人被随访至成年。研究证明，儿童青少年时期存在的心血管健康危险因素与其成年后心血管疾病的发生密切相关。其中，BMI 异常使得风险增加 37%，总胆固醇高使风险增加 21%，吸烟使风险增加 43%。无论这些风险因素是单独还是组合出现，均与成年后心血管事件的发生存在关联。儿童和青少年吸烟，即使只有几次，成年后成为吸烟者的概率也会大大增加；儿童青少年时期胆固醇水平过高，动脉硬化发生风险增高。儿童时期 BMI 异常和高血糖水平是也危险因素，6.5% 的儿童成年后发展为 2 型糖尿病。多项研究数据显示，儿童青少年的 BMI 越高，成人时期心血管风险越大。

综上所述，儿童青少年时期心血管健康水平非常重要，早期心血管疾病是可以预防的。对于心血管健康理念，儿童青少年个体、家长及社会均应了解，能够通过社会组织、学校、家庭联手共同改善儿童青少年心血管健康状况，做到“无病早防，有病早治”。心血管疾病的发生与人的

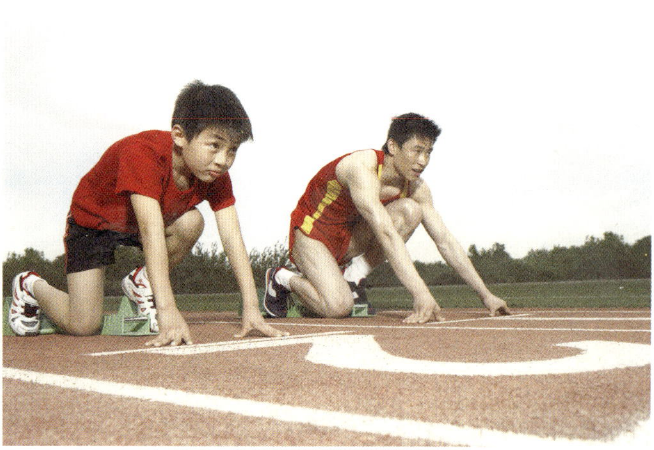

不良生活习惯密切相关，只要调整生活方式，就能有效降低患病的风险。“合理饮食、适量运动、戒烟限酒、心理平衡”，这是预防和控制心血管疾病的“十六字诀”。

第三章 CHAPTER 03 儿童青少年心血管健康主要危险因素

03

一、吸烟

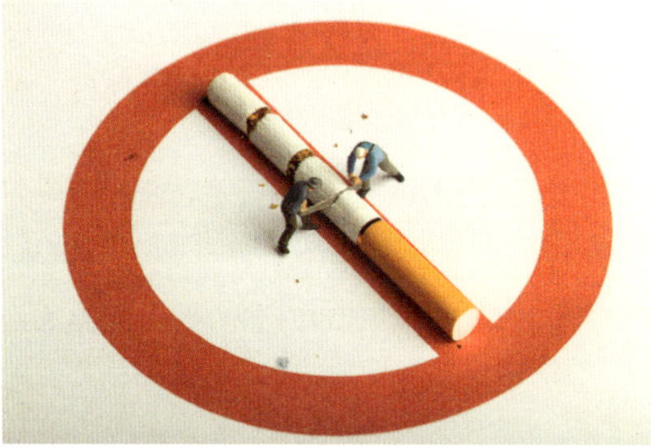

据统计，每年因吸烟死亡的人数超过 100 万，那么吸烟有哪些危害呢？烟草、烟雾中含有超过 7000 种化学物质，其中数百种为有害物质，至少 69 种为致癌物。一项心血管健康理想状态的研究发现，同年龄段中女性心血管处于健康状态的概率是男性的 4 倍，而造成这种性别差异的首要因素就是吸烟。现代医学证实，吸烟是心血管病主要且独立的危险因素，吸烟会显著增加心脑血管疾病的发生率和致死率。循证医学研究显示，吸烟者发生心肌梗死的概率显著高于不吸烟者；每天吸烟超过 20 支者发生心肌梗死的可能性为不吸烟者的 3 倍，而成年人戒烟 1 年后冠心病的发生风险可降低 50%；

我国吸烟者发生脑卒中的可能性是不吸烟者的 2~3.5 倍，且男性脑卒中患者中有 90% 以上是吸烟者；除此以外，烟雾中的有害物质不仅会诱发哮喘、支气管肺炎及慢性阻塞性肺疾病，还可导致多种恶性肿瘤（如肺癌）。

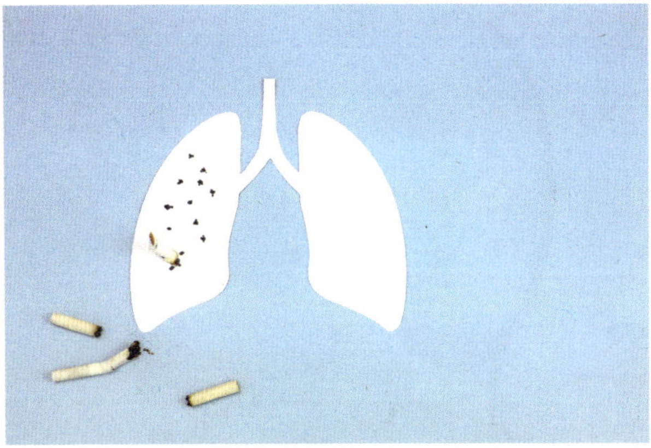

儿童青少年从小就应了解吸烟的诸多危害。青少年时期管控吸烟是降低吸烟率的关键举措。首先，应拒绝主动接触烟草，儿童青少年如果不慎接触烟草，及早戒烟是提升成年后心血管健康水平的重要措施。因此，减少儿童青少年吸烟的行为干预是达到心血管健康理想状态的重要手段。

二、超重

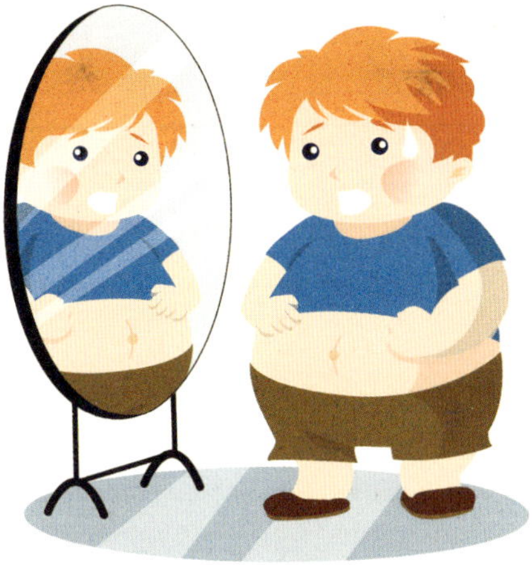

03

体重指数 BMI 计算公式为体重（kg）/ 身高^2（m），它可以反映超重与肥胖程度。美国心脏协会将儿童青少年的理想体重上限定义为在同年龄段人群中体重 <85th%。

目前我国近 20% 的儿童青少年存在超重问题。超重或肥胖可直接或间接增加患心血管病风险，且已有研究证实，心血管疾病是肥胖患者最常见的死亡原因。如果肥胖患者减重，则会降低其胰岛素抵抗，从而控制心血管病危险因素，如高血糖、高血脂、高血压和血栓形成等。

超重者可采用多种策略进行体重管理，如营养、运动、行为改变、药物治疗，必要时也可以进行减肥手术。青少年时期控制体重对成年后理想体重的保持具有重要意义，青少年可通过改善生活方式、进行体育锻炼、控制饮食等方法来控制体重。

三、不合理膳食

不合理的饮食结构与冠心病的发生密切相关。例如，饱和脂肪酸摄入过多会增加血清总胆固醇与低密度脂蛋白胆固醇水平，继而引发动脉粥样硬化，增加心血管疾病的患病风险。饱和脂肪酸是指碳链中没有不饱和双键的脂肪酸，是构成脂肪的基本成分之一。应控制常见富含饱和脂肪酸的食物，如动物性脂肪、内脏，牛油、奶油、黄油等的摄入量。而不饱和脂肪酸的摄入，如食用富含 Omega–3 脂肪酸的食物（如深海鱼和其他海产品），可有效减少冠心病的发生。

适量的粗粮、薯类及蔬菜和水果等富含膳食纤维的食物替代精加工食物可大大降低患心血管疾病的风险，而饮料、超精制谷物、薯条和糖果等含高糖、反式脂肪酸食品的摄入会严重危害心血管健康。科学合理适量的优质蛋白质摄入能够有效预防高血压，优质蛋白包括植物蛋白和动物蛋白（如豆类、家禽、鱼、蛋等）。

因此，预防心血管疾病的最佳饮食模式是食物类型多样化且合理搭配，要包含蛋白质、碳水化合物、膳食纤维，优先考虑蔬菜、水果、全谷物、无脂或低脂乳制品、鱼类、家禽、瘦肉、坚果、豆类等。

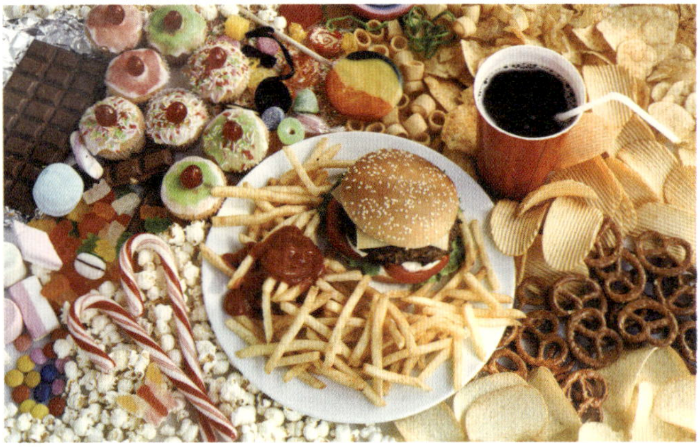

03

四、缺乏运动

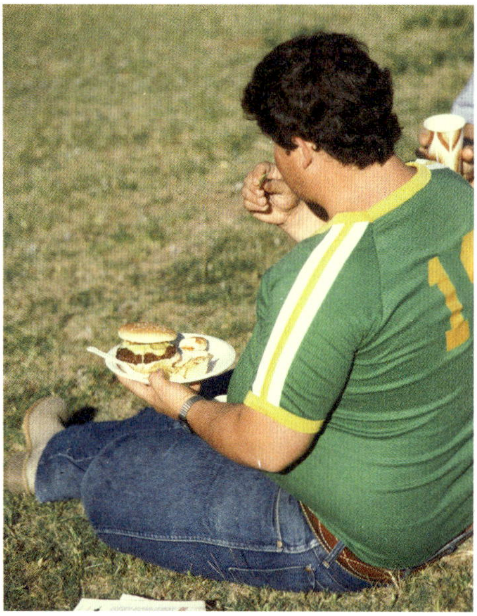

世界卫生组织（World Health Organization，以下简称“世卫组织”）发布的首份关于全球青少年运动趋势的研究报告显示全球81%的青少年缺乏运动。步行是常见的体育活动，每天行走超过10 000步被视为活动；而每天行走少于5000步则被认为是久坐。在新冠疫情肆虐时，学校开展的网络课程使儿童青少年居家学习，久坐少动，体力活动相比之前减少得更多。

1992年，美国心脏协会宣布身体活动不足是心血管疾病发生的主要危险因素，而进一步的研究表明，身体活动不足与全因死亡率也存在相关性。近年来，越来越多的学术研究发现包括心血管疾病、糖尿病和肿瘤在内的很多慢性疾病，都与缺乏运动有关。缺乏运动锻炼的人，从30岁起身体功能水平就开始下降；到55岁，身体功能水平相当于其最健康时的2/3。而经常运动锻炼的人，在40~50岁时，身体功能还相当稳定；当其60岁时，心血管系统的功能相当于20~30岁不进行运动锻炼的人的水平。

美国心脏协会1996年就明确指出“体力活动减少或静坐少动的生活方式

是心血管疾病可以修正的危险因素”。世卫组织和美国运动医学会推荐青少年每天至少进行 60min 中等强度运动，具体运动形式可以多种多样，如走路、跑步、游泳、打球、骑自行车、游戏等（详见第五章）。

五、血压异常

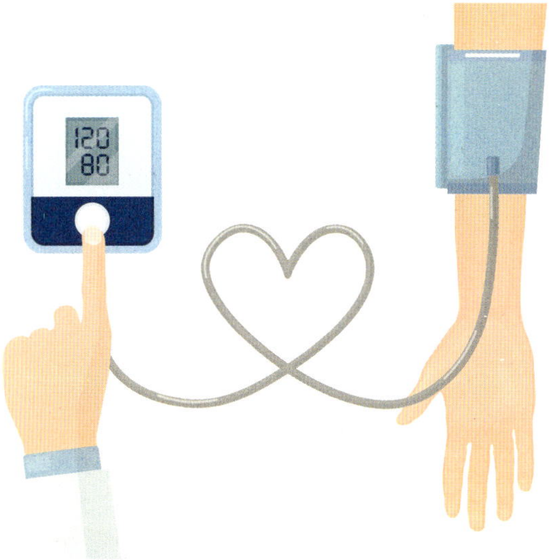

高血压是心血管疾病的首要危险因素，我国的高血压人口比例由 2012 年的 25.2% 快速上升到 2019 年的 31.89% 。预防高血压是保持心脏健康的重中之重，将预防高血压关口提前，从儿童青少年就形成健康的生活方式是预防心血管疾病的重要举措。众多循证医学显示，规律的体育活动是心血管疾病预防及治疗的重要组成部分，除此之外，还包括低钠饮食（即限盐）（详见第四章）、充足的钾摄入、维持健康体重，以及减少酒精摄入。

健康生活方式为主要内容的一级预防可使高血压的发病率下降 55%，对心血管健康起到积极的作用（具体血压值见第一章），因此，儿童青少年时期了解健康的生活方式对心血管健康保健起到积极作用。

六、血脂异常

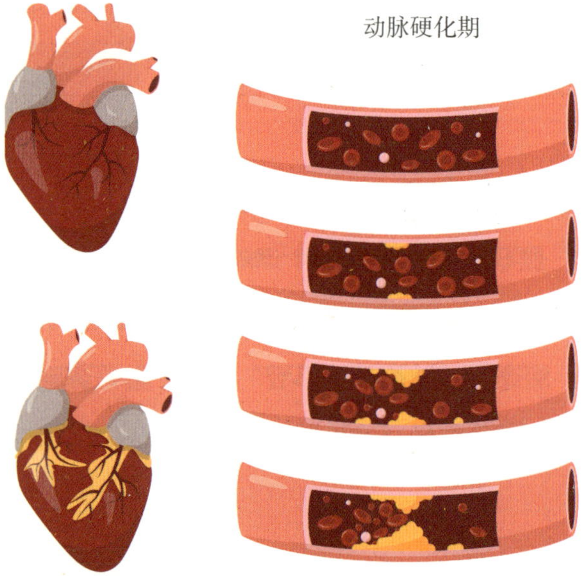

血脂包括“好”血脂和“坏”血脂。“坏”血脂主要是血清总胆固醇（TC）、低密度脂蛋白胆固醇（LDL-C）、血清甘油三酯（TG），对特定人群，如糖尿病、肥胖、高甘油三酯血症患者而言，除 LDL 外，脂蛋白 Lp（a）也可增加动脉粥样硬化风险，还可导致血栓形成，是公认的动脉粥样硬化性心血管疾病的危险因素。现代医学研究显示，“坏”血脂通常会导致血管内皮损害，造成动脉粥样硬化，从而增加心血管病变风险。而动脉硬化是引发心脑血管疾病罪魁祸首。血清 TC 水平升高会增加缺血性脑卒中发病危险，TG 水平升高及低 LDL-C 升高，是心血管病的重要危险因素。而高密度脂蛋白胆固醇对心血管具有保护作用，称为“好”血脂。

儿童青少年要认识“好”血脂和“坏”血脂，杜绝不健康生活习惯，“管住嘴、迈开腿”的健康生活方式是改善血脂异常的重要手段，如减少油炸食品摄入、规律运动与科学合理饮食，可多食用富含 Omega-3 脂肪酸的食物（如绿叶蔬菜、豆类植物、鱼和其他海产品），以降低 TG 和除 HDL-C 以外其他脂蛋白中含有胆固醇的总和（详见第四章和第五章）。

七、血糖异常

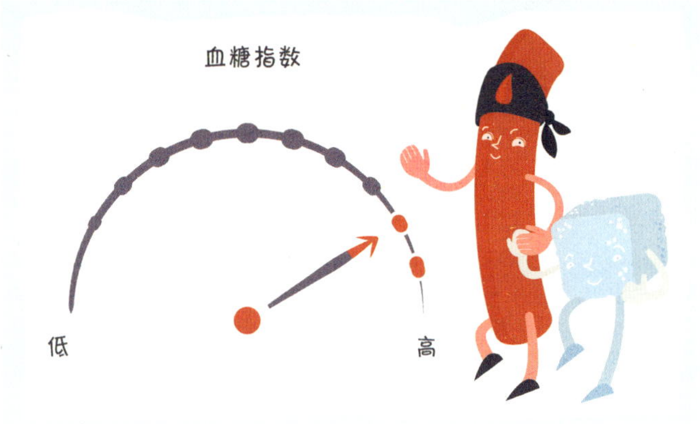

糖尿病是冠心病的主要危险因素，糖尿病能引起多种并发症。高血糖不但使血管壁受损，还会使脂肪分解加速，导致高血脂，血管以每年 3%~4% 速度阻塞，会造成多种大血管和微血管病症。中国血脂、血压、血糖控制状况研究结果表明，糖尿病患者中有接近 1/2 的人群存在腹型肥胖（中心型肥胖），2/3 以上的人群都合并有高血压、高脂血症等代谢性疾病，这些疾病都是心血管疾病高危因素，大大增加了心血管疾病的发生率。因此，糖尿病患者需更积极地干预冠心病危险因素（如超重或肥胖、高血压、血脂异常、吸烟）。大多数糖尿病患者的降糖治疗目标是糖化血红蛋白低于 7%，同时应避免低血糖和不健康的血糖波动。

国外一项最新研究显示，2 型糖尿病患者的确诊年龄越小，患并发症风险越高，远期预后越差。糖尿病随着病程会累及多个系统，导致各种并发症。伴有超重或肥胖的糖尿病人群常常同时患高血压、高脂血症、脂肪肝、高尿酸血症等代谢性疾病，因此更容易并发大血管病变。我国 2 型糖尿病发病年龄呈逐年降低的趋势，40 岁以下人群患病率高达 5.9%，18~29 岁青年人群糖尿病前期患病率高达 20.2%。可以说，中、青年人群已成为糖尿病患病率增长最快的群体。

高热量饮食、久坐少动让糖尿病年轻化，青少年糖尿病患者在控制血糖时要避免低血糖，保证正常的生长发育，同时也要注意监测糖化血红蛋白，尽量控制在 7% 以下。

第四章 营养与健康

CHAPTER 04

一、食物和营养素

“民以食为天。”了解食物中所含的能量和营养素有助于我们合理选择食物。

04

我们每天摄入的食物中包含：碳水化合物（糖类）、蛋白质、脂类、维生素、矿物质、水、膳食纤维等营养素。

碳水化合物是由碳、氢、氧三种元素组成的一类化合物，像我们日常能接触到的葡萄糖、蔗糖、乳糖、淀粉都属于碳水化合物。谷物含有丰富的碳水化合物，含量高达60%~80%，是我们获取能量的重要来源。

蛋白质由氨基酸组成，是构成生命的基本物质。除了构成人体结构，蛋白质还有很多重要的生理功能，如以酶的形式催化各种代谢反应、以激素的形式参与机体代谢调节。此外，蛋白质也能提供能量。蛋白质的主要来源是肉、蛋、奶等动物性食物和大豆类制品。

脂类包括脂肪、磷脂和胆固醇等。脂肪是人体备用的能源物质，为机体供能和储存能量，还起到维持体温、保护脏器的作用。磷脂维持生物膜的结构与功能，参与脑和神经组织的构成。胆固醇是维生素D、胆汁酸和多种激素的前体。人类膳食脂肪主要来源于动物的脂肪组织和肉类，以及坚果和植物的种子。脂肪含量高的动物性食物包括动物油脂（如猪油、牛油、羊油、鸡油、奶油等）、肉类、蛋黄等。脂肪含量高的植物性食物包括植物油（如豆油、花生油、芝麻油、菜籽油）、坚果和种子等。

维生素是维持人体正常生命活动所必需的一类有机化合物，需要量虽少但不可或缺。维生素包括水溶性维生素（如维生素 B_1、维生素 B_2、维生素 B_6、维生素 B_{12}、泛酸、烟酸、叶酸、生物素和维生素 C）和脂溶性维生素（如维生素 A、维生素 D、维生素 E、维生素 K）两类。不同的维生素具有不同的生理功能，不同的维生素的食物来源也不同。

矿物质又称无机盐或电解质，在人体内的总量不及体重的 5%，除构成身体结构，还发挥重要的生理功能。人体需要的矿物质有 20 多种，分为常量元素和微量元素，常量元素包括钙、磷、钾、钠、镁、氯、硫，微量元素包括碘、铁、锌、硒、铜等。不同的矿物质具有不同的生理功能，不同的矿物质的食物来源也不同。

水是人体内十分重要的营养素，不仅是构成人体组织和细胞的重要成分，而且还有多种生理功能，对维持生命至关重要。

膳食纤维虽然不是人体的必需营养素，但适量摄入膳食纤维，对维持肠道健康、调节血糖、预防脂代谢紊乱、调节体重等都有益处。全谷物、豆类、水果、蔬菜是膳食纤维的主要来源，坚果和种子中的膳食纤维含量也很高。

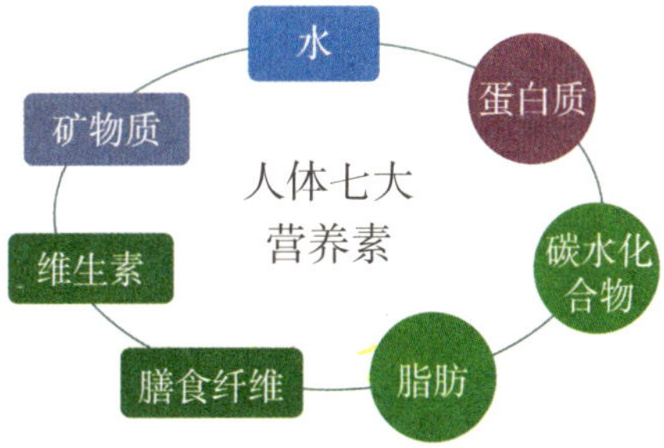

二、一日三餐

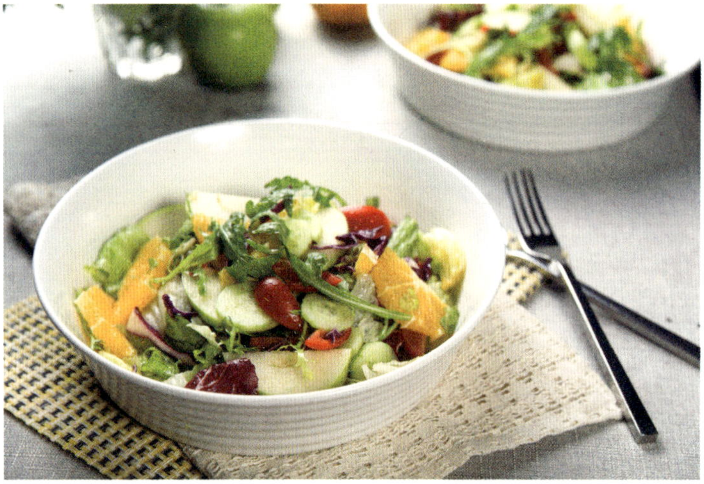

由于儿童青少年处于生长发育阶段，只有保证每日能量充足和各种营养素合理搭配，才能满足其生长发育的需要。不科学的饮食行为及不均衡的营养搭配会严重影响儿童青少年的健康成长。

不同年龄段推荐不同的能量摄入量（表 4）。

表 4　不同年龄段的能量摄入量

年龄	总能量（kcal/d）
6~10 岁	1400~1600
11~13 岁	1800~2000
14~18 岁	2000~2400

儿童青少年应选择易于消化、营养丰富的食物；要注意食物多样化，注意膳食纤维、豆类制品与动物性蛋白的合理配比。有的家长过分强调高蛋白

食物的摄入，而忽视了碳水化合物的摄入，容易导致低血糖等症状的发生。

应合理安排儿童青少年的一日三餐。早餐不宜吃得过饱，良好的早餐习惯和均衡的营养应该既有糖类、脂肪，又有蛋白质，三者比例合理，不仅有利于消化吸收，而且不会增加消化系统的代谢负担。午餐要注意各种营养素的，多食用蔬菜、水果等膳食纤维及维生素含量丰富的食物。晚餐后，由于身体活动较少，进食过量的脂肪和碳水化合物可能导致能量过剩，引起肥胖，因此，晚餐尽量清淡，不宜吃太饱。

《中国学龄儿童膳食指南（2022）》建议，儿童青少年各营养成分摄入应遵循以下要点①。

1. 含碳水化合物的食物

含碳水化合物的食物主要来源于我们平时吃的主食，这些食物可以给我们的大脑和肌肉提供丰富的能量（碳水化合物），保证我们思维活跃、体力充沛。各类面食、米饭、燕麦、红薯、芋头等都属于主食。6~10 岁的儿童，每日摄入谷类 150~200g，其中包含全谷物和杂豆类 30~70g，摄入薯类 25~50g。11~13 岁的青少年每日摄入谷类 225~250g，其中包含全谷物和杂豆类 30~70g，摄入薯类 25~50g；14~17 岁的青少年每日摄入谷类 250~300g，其中全谷物和杂豆 50~100g，摄入薯类 50~100g。一定要吃全谷物、杂豆和薯类，它们含有丰富的膳食纤维、B 族维生素和其他微量营养素，可以延缓饥饿，增强饱腹感，有助于塑造优美的身材。当然，蛋糕、面包及油炸主食（如油条）要少吃，避免脂肪摄入过多造成肥胖。

① 说明：各营养成分推荐量按年龄递增，幼儿从小分量开始。

2. 蛋白质食物

鱼、肉、蛋、奶、豆制品这类食物中含有丰富的蛋白质，被称为完全蛋白。蛋白质是生命的基础，也能为人体提供能量。根据中国膳食指南建议，青少年时期每天的蛋白摄入量为 1.2~1.5g/kg，成年以后可减少为 0.8~1.0g/kg。建议每日摄入 40~75g 的畜禽肉，40~75g 的鱼虾肉，1 枚鸡蛋（40~50g）和 300ml 牛奶。其他食物（如米、面）中也含有一定量蛋白质，称为半完全蛋白或不完全蛋白。建议将日常饮食中的完全蛋白与不完全蛋白的比例控制在 2∶3 以上。蛋白质虽好，但要避免摄入过多给身体带来负担。

3. 蔬菜

五颜六色的蔬菜营养丰富。红黄色蔬菜富含胡萝卜素，绿叶菜富含膳食纤维和维生素 C。膳食指南建议每天吃 300~500g 的蔬菜为宜。蔬菜的种类很多，有叶菜类、瓜茄类、菌藻类、根茎类等。不同种类的蔬菜营养价值各不相同，建议每餐蔬菜中，深色蔬菜占 1/2。此外，还要注意多食用十字花科的蔬菜，如花菜、芥蓝、甘蓝等，这些蔬菜含有一种叫异硫氰酸盐的物质，具有很好的抗氧化作用，有益健康。

4. 水果

水果种类丰富，口味甜美多汁，被称为大自然中的“糖果”。水果除了含糖量高，还含有许多其他营养素。例如，芒果中的胡萝卜素，鲜枣和猕猴桃中的维生素 C、膳食纤维、果胶等，都是我们身体必需的营养物质。随着科技的发展，不少人选择鲜榨果汁代替水果，我们不建议这种做法。因为水果在榨汁的过程中会损失大量膳食纤维，且会在短时间内升高血糖，不利于身体健康。建议6~10岁的儿童青少年每日摄入150~200g水果；11~13岁的儿童青少年每日摄入200~300g水果；14~17岁的儿童青少年摄入300~350g水果。

5. 油、盐、糖

我们应该培养儿童青少年清淡的饮食习惯，少吃高油、高盐和油炸食品，虽然这些食物刺激味蕾，口感极佳，但却对儿童青少年的身体健康不利，甚至有害。我们每日摄入的盐应少于5g（6~10岁儿童少于4g），烹饪油20~30g。严格控制添加糖的摄入量，每日不超过50g，最好控制在25g以下。反式脂肪酸（奶油蛋糕、膨化食品等）的每日摄入量不超过2g。

一些营养物质（维生素C、维生素E等）在烹调时容易被氧化而失去作用，因此烹调料理时应尽量保证食物的营养成分的有效性，并兼有色、香、味等要求。建议儿童青少年尽量少点外卖和食用快餐食品，因为这些食品的油脂和食盐添加量常超过标准，不利于身体健康。

对于经常运动的儿童青少年，应根据每天的运动量，选择食物。进行强度不大的运动时，如中、轻强度运动对能量的需求和平时基本相同，在保持日常饮食的基础上，适当补充一点儿能量即可。如果参加剧烈的体育活动，能量消耗增大，需要及时补充能量，同时，还要补充电解质、优质蛋白质等。当然，能量的补充不宜过多，过多的能量将引起体内脂肪增多，体重增加。

三、合理选择零食

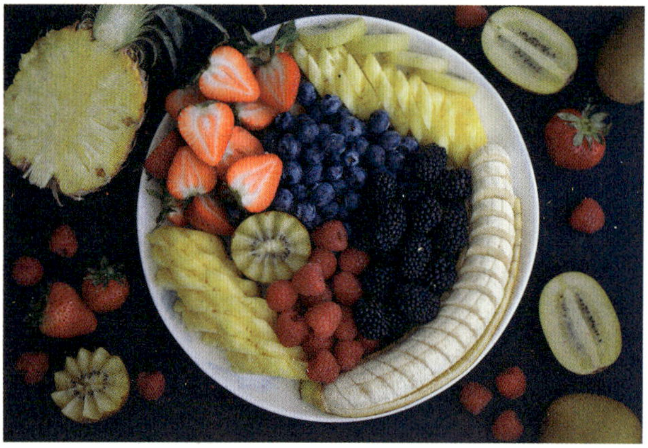

零食是三餐之外的食物和饮料，不包含水。儿童青少年可以在课间或正餐外合理选择零食，但不能用零食替代正餐。可以选择的零食如水果、可生食的新鲜蔬菜（西红柿、胡萝卜、黄瓜）、三明治、奶类、豆制品、原味坚果等。食用适量零食能够帮助青少年快速补充体力，但建议青少年不喝或少喝高糖饮料，禁止饮用含酒精的饮品。过多摄入高糖、高盐、高脂肪食物（如汉堡、薯条）会增加慢性疾病发生风险，不利于青少年健康成长。

运动前可以采用摄入水果或牛奶的方式快速补充能量，运动后食用坚果和三明治可以较快地补充能量，促进体力恢复。

四、足量饮水

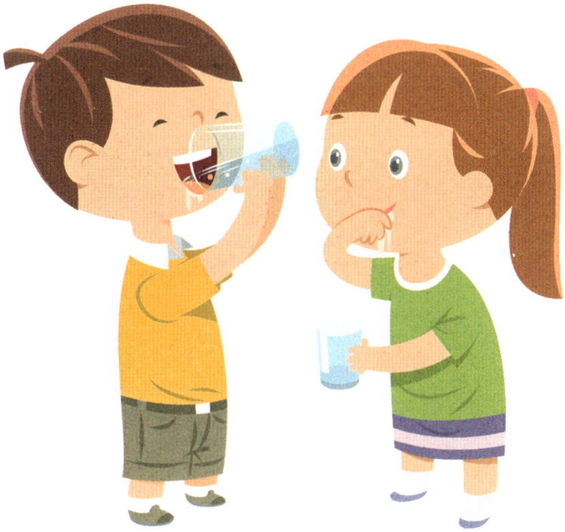

不同年龄段的儿童青少年推荐的饮水量不同，建议6~10岁儿童每日饮水800~1000ml，11~13岁的青少年饮水1100~1300ml，14~17岁的青少年饮水1200~1400ml。水是天然的饮料，儿童青少年要养成主动喝水、足量饮水、少量多次的好习惯。

饮水的时间可在一天中任何时刻，遵循少量多次原则，每次100~200ml。

睡觉前和早晨起床后可喝一杯水，因为睡眠时的隐性出汗和尿液分泌，机体会损失很多水分。起床后虽无口渴感，但体内仍会因缺水而导致血液黏稠，饮用一杯水可降低血液黏稠度。不建议餐前饮水，因为这样会稀释胃液，影响食物消化。

运动时体内水的丢失速度加快，如果不及时补充就可能缺水。在进行体育活动时要注意运动前、中、后的水分摄入，可以饮用含有糖和电解质的运动饮料。建议运动开始前补水，应避免在口渴感觉后一次性大量饮水，这样做会增加消化道和心血管负担。如果运动时间较长，要注意水和矿物质的同时补充，少量多次，一次饮用120~200ml，每次间隔15~20分钟，饮水速度不超过每小时1L。运动后，应根据运动量及时补充足量的水。

第五章
CHAPTER 05

生活方式

05

一、青少年体育运动总原则

健康的生活方式，可有效预防超重与肥胖、网络成瘾等常见健康问题，降低高血压、心脏病等慢性疾病发生率，使青少年受益终身。

青少年健康文明的生活方式包括：合理膳食、科学运动、不吸烟、不饮酒、讲究个人卫生、保证充足睡眠、保持积极向上的健康心理状态等。

二、适量运动

适量的运动对于儿童青少年的身心健康发展大有裨益，且儿童习惯的体力活动和静坐少动行为模式会持续到成年，因此从小养成一种积极的运动习惯对儿童青少年非常重要。

2008 年《美国人体育活动指南》建议 6~17 岁的儿童青少年每天进行 60 分钟或以上的中等至较大强度体力活动，包括每周应至少进行 3 天的抗阻和骨骼负荷活动。表 5 是儿童青少年的推荐运动类型、强度、时间及方式。

表 5 儿童青少年的推荐运动类型、强度、时间及方式

	有氧	抗阻	骨骼负荷运动
频率	每天	每周≥ 3 天	每周≥ 3 天
强度	大部分应该是中等至较大强度有氧运动，并且应该包括每周至少 3 天较大强度运动。中等强度运动时心率和呼吸显著增加。较大强度时心率和呼吸急剧增加	用体重作为阻力或 8~15 次最大重复次数运动至中度疲劳	不适用
时间	每天 60min 或以上	每天 60min 或以上	每天 60min 或以上
方式	有趣、与发育相适应的有氧体力活动，包括跑步、健步走、游泳、跳舞、骑自行车、足球、篮球或网球	肌肉力量性体力活动可以是非组织性的（在操场的健身设施上玩、爬树或拔河）或者是有组织性的（举重、使用弹力带运动）	骨骼负重运动包括跑步、跳绳、篮球、网球、抗阻训练和跳房子游戏

大多数孩子身体健康，可以在不进行医学检查的情况下，就开始中等强度运动。在中等强度运动一段时间后，没有出现不舒服症状，可以尝试较大强度的运动。但由于青春期前的儿童骨骼尚未发育成熟，年龄较小的儿童不

应该参与过多较大强度的运动。

运动训练可以改善心血管风险因素、帮助控制体重、增强骨强度并提高心理幸福感，也可以帮助预防运动损伤。因此，对于青少年来说，运动的益处远大于它的风险。

超重或体力活动不足的儿童青少年，可能无法保证每天进行 60 分钟中高强度的体力活动。这些孩子可以从中等强度活动、少量时间开始，适应后逐渐增加运动频率和时间以达到表 5 所要求的目标。

除了体力活动指南，专家也建议儿童的屏幕时间（玩手机、看平板等）应限制在每天 2 小时内。

在参加体育锻炼的过程中，儿童青少年不但要注意身体的各个部分（上肢、下肢、躯干和内脏器官）都得到锻炼，使身体协调发展，同时也要注意发展力量、速度、耐力、灵敏度等各种素质，掌握跑、跳、投掷、攀登和游泳等实用技能。

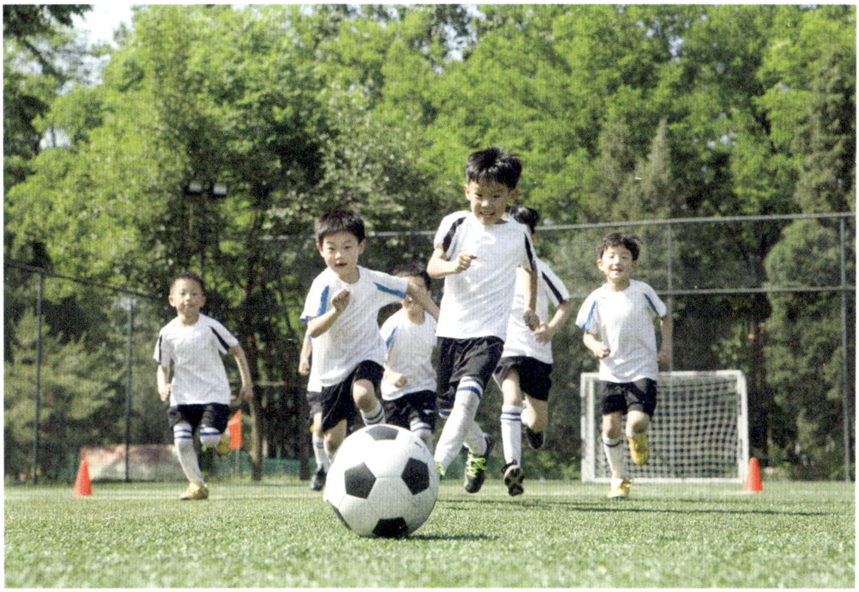

三、合理膳食

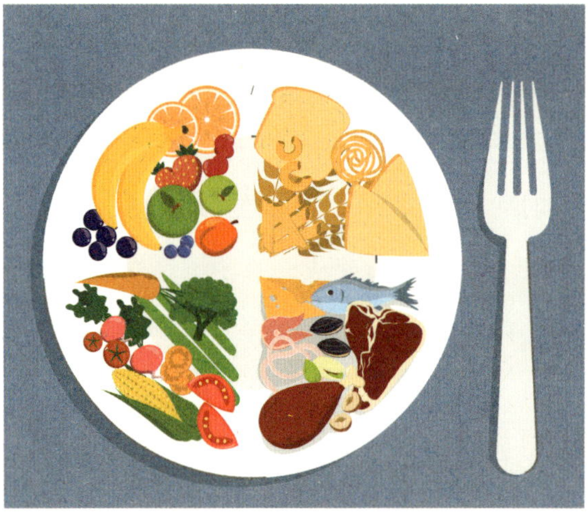

青少年生长发育迅速，对能量和营养的需求相对较高。合理膳食、均衡营养是智力和体格正常发育的保障。

建议青少年限制高能量食物摄入，如油炸食品、肥肉、糖果、蜜饯、奶油制品、含糖饮料，以及西式快餐等。多选择新鲜蔬菜、水果、鱼、虾、牛肉、禽类、肝、蛋、奶及豆制品，饮用白开水或不添加糖的鲜果蔬汁。食物多样，争取做到餐餐有谷类、顿顿有蔬菜、天天吃水果。摄入鱼禽肉蛋也应注意适量。保证每天摄入 300g 奶或奶制品，常吃豆制品。

在合理膳食的基础上辅以科学运动是控制体重的基本方法，可在专业人士的指导下制订科学的运动计划，循序渐进，逐步增加运动频率和强度，养成运动习惯。避免随意节食、禁食，切不可盲目服用减肥药品。家长应密切关注青少年每日能量摄入，并关注其体重变化。

四、良好的睡眠习惯

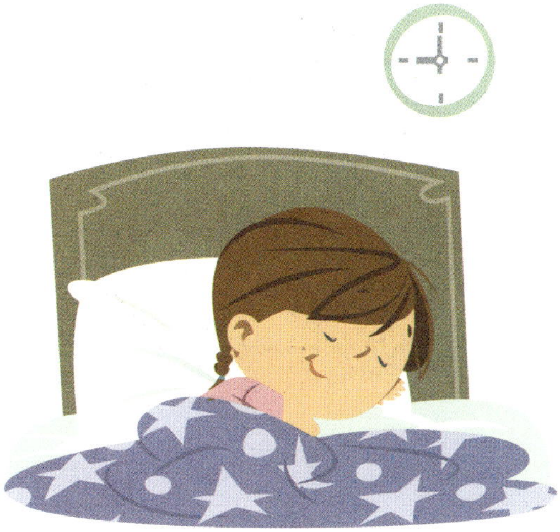

睡眠不足或睡眠障碍会严重危害青少年的身心健康。建议以家庭为单位，重视睡眠质量，帮助儿童青少年养成良好的睡眠习惯。

养成规律作息，每天上床和起床的时间应有规律，平时和周末晚上睡眠时间差异不应该超过 1 小时。

小学生每日睡眠时间不应少于 10 小时，初中生每日睡眠时间不应少于 9 小时，高中生每日睡眠时间不应少于 8 小时。如果白天感觉困倦，可以在午饭后小睡 30~45 分钟，但应注意午睡过久也会影响晚上入睡。

可以多进行户外活动，接受阳光照射有助于调节生物钟，提高睡眠质量。保证睡姿正确，一般右侧卧位是最佳的睡眠体位，左侧卧位容易压迫心脏，而仰卧位和俯卧位容易引起呼吸不畅。选择合适高度的枕头及硬度舒适的床，一般枕头的高度在 8~13cm 为宜。还应注意青少年正处在生长发育时期，不宜睡软床，以免影响脊柱的发育。

五、远离烟草

吸烟有害健康，应远离烟草，避免主动吸烟与被动吸烟。

吸烟是动脉粥样硬化的独立危险因素，远离有烟雾的环境，并劝阻吸烟者停止吸烟。不存在无害的烟草制品，只要吸烟即有害健康。青少年及家长应充分意识到烟草成瘾的危害，了解并掌握控烟知识，抵制烟草诱惑。

对于已经吸烟者应早日戒烟，戒烟是降低吸烟危害的唯一方法，戒烟越早越好。任何年龄戒烟均可获益。戒烟的方法包括：直接扔掉家中所有的烟；避免经过自己常买烟的商店；多喝水，加强体育锻炼；培养自己的爱好，转移注意力；意志坚定，一旦戒烟就做到一口不吸；戒烟困难可拨打 12320 卫生热线或 4008085531 等戒烟服务热线，寻求帮助。必要时可到戒烟门诊接受专业的戒烟治疗。

六、正确的上网行为

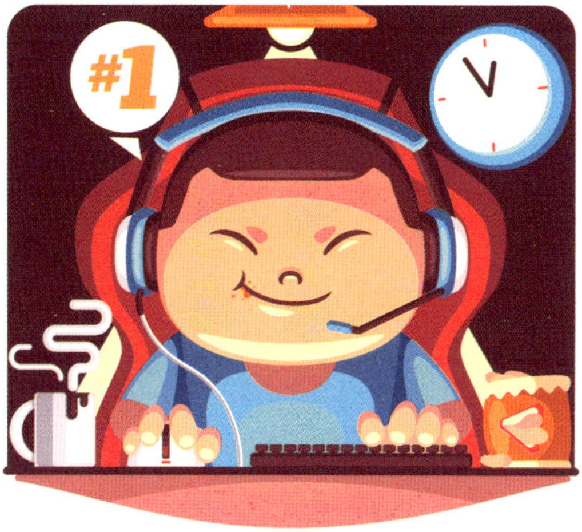

儿童青少年应以积极的心态面对互联网，合理、安全使用网络，增强对互联网信息的辨别力，抵制网络成瘾。减少久坐时间和观看屏幕时间，每天连续静坐时间不应超过 2 小时，每天看电视、玩电子游戏的时间不应超过 2 小时。连续使用电子产品的时间越短越好。

避免不良用眼行为，即不在走路、吃饭、躺卧、晃动的车厢内、光线暗弱或阳光直射下看书或电子产品。

当出现沉迷网络的念头时，青少年可以反复暗示自己“我一定能行”和“我一定能戒除”。在抵制住网络诱惑后，应及时进行自我鼓励。还可将网络的危害和戒除网瘾的决心写下来，提醒自己转移对网络的注意力；可加入社团，积极参与自己感兴趣的活动，融入现实，多与人交流沟通。

第六章 CHAPTER 06 医疗行为的干预

一、儿童青少年超重的管理

6~18 岁的中国儿童青少年的体重指数如果大于相应的参考值标准，则被定义为超重或肥胖，具体的数值如表 2 所示。

06

胖属于慢性、易复发、进行性疾病，除了与遗传因素有一定关联之外，还与生活方式和饮食习惯有很大关系。儿童时期是获得健康知识、养成健康生活习惯的关键期，也是预防肥胖的关键阶段。肥胖预防措施包括以下几个方面。

1. 体重的自我监测

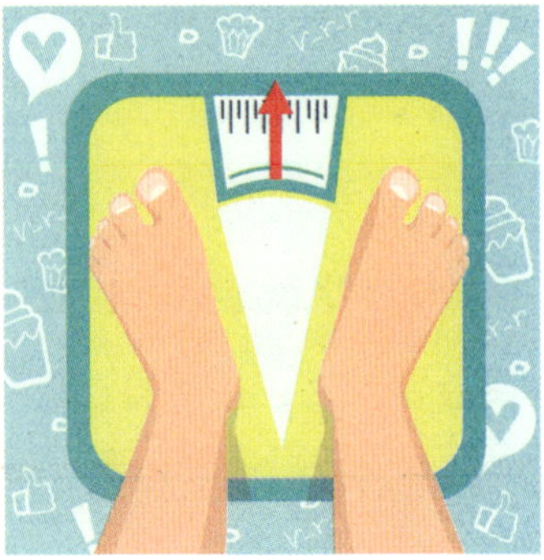

定期监测体重变化是预防肥胖的重要措施之一，要经常关注青少年的体

重，预防体重增长过多、过快。对已超重或肥胖的儿童青少年应立刻采取措施控制体重增长，积极减重。

2. 合理膳食

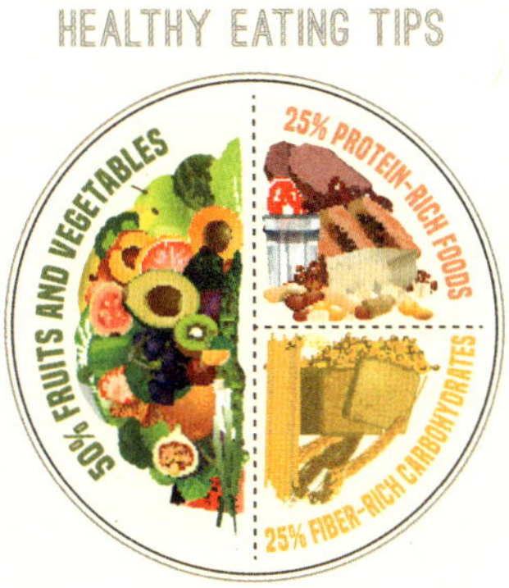
HEALTHY EATING TIPS
50% FRUITS AND VEGETABLES
25% PROTEIN-RICH FOODS
25% FIBER-RICH CARBOHYDRATES

按时进餐，保证食物摄入多样化和膳食结构平衡，控制含糖饮料，避免摄入高能量、高脂肪或高钠加工食品。不同人群应按照每天的能量需要量，在控制总能量摄入的前提制订膳食计划，逐步达到：膳食中的脂肪供能比为20%~30%，蛋白质供能比为10%~20%，碳水化合物供能比尽量控制在50%~65%。应多吃蔬菜和水果，增加膳食纤维摄入。

3. 身体活动

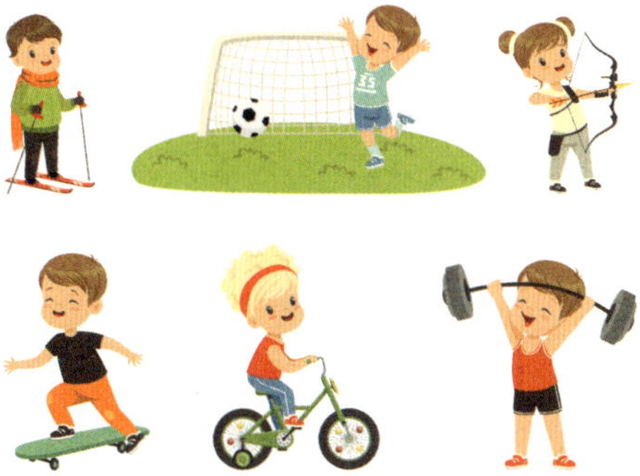

适量的体育活动是体重管理的重要部分，儿童青少年应坚持日常体育活动，减少久坐时间。中国《儿童肥胖预防与控制指南（2021）》推荐儿童应进行适宜的形式多样的身体活动，提倡每天累计进行至少60分钟的中高强度身体活动，以有氧活动为主，其中，每周至少3天的高强度身体活动；身体活动应形式多样，包括每周3天增强肌肉力量或骨健康的运动；应至少掌握一项运动技能。

除适当的日常体育活动外，减少静坐和电子产品屏幕暴露时间也是预防肥胖的有效手段。学龄儿童静坐时间每天应不超过2小时。

4. 充足睡眠

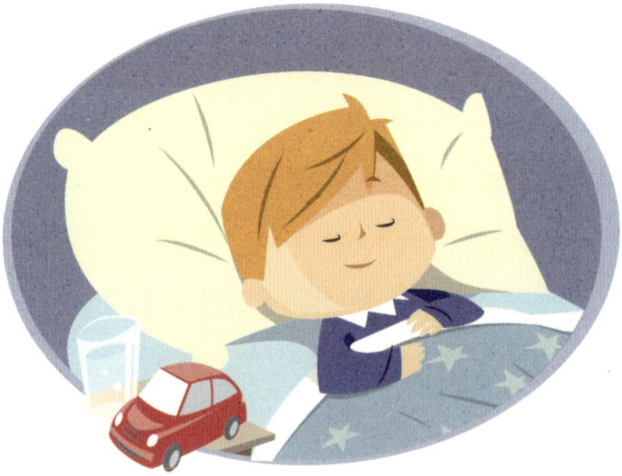

保证足够时间的睡眠，不要熬夜，作息规律。

5. 健康宣教

积极开展针对儿童青少年及其父母和学校相关人员的合理膳食和身体活动教育，鼓励学校开展健康饮食知识讲座。家长要树立健康生活方式典范，营造良好家庭运动氛围，帮助儿童养成健康生活习惯。

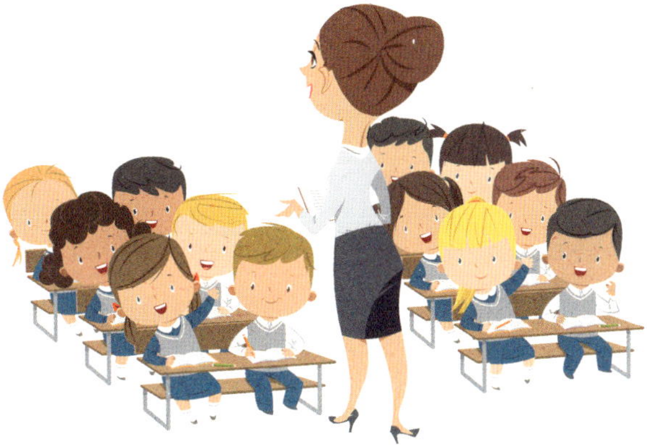

二、儿童青少年高血压的管理

流行病学调查显示，我国儿童青少年男、女生高血压患病率分别为16.1%和12.9%，且近年来呈上升趋势。儿童青少年患高血压可引起不同程度的心脏、肾脏损害，加速动脉硬化发生。儿童青少年高血压可持续至成年，如果没有及时干预，约40%的青少年将发展为成年高血压患者。

建议3~17岁的儿童青少年每年至少测量1次血压。有超重或肥胖、高血压家族史、肾脏病、糖尿病、主动脉缩窄手术史者，更应定期测量血压。

血压评价标准：在2018年的《中国高血压防治指南》中给出了中国3~17岁儿童青少年血压参照标准，按照性别、年龄和身高进行划分。根据每个年龄组不同身高水平对应的血压，以50%、90%、95%和99%分布数值判定儿童血压水平。如果收缩压和(或)舒张压≥95%分布数值则判定为高血压。

儿童青少年高血压的管理治疗包括生活方式干预和药物干预。

1. 生活方式干预

调整饮食结构再配合运动干预对降低血压具有更好的作用。建议让家庭成员、教师共同参与，制订可行的计划，并设置非食物的奖励机制，以促进儿童青少年健康生活方式的养成。

生活方式干预主要涉及以下几点。

（1）肥胖儿童应控制体重。

（2）增加有氧和抗阻运动，达到每日60分钟中至高强度活动量，减少久坐时间。

（3）平衡膳食，控制每日总能量摄入，少喝含糖饮料，养成健康饮食习惯。

（4）避免持续性精神紧张状态。

（5）保证足够睡眠时间，6~12 岁儿童保证 9~12 小时，13~18 岁青少年保证 8~10 小时。

2. 药物干预

儿童青少年高血压的药物治疗适用于 2 级及以上高血压、有高血压临床症状或有靶器官损害、合并糖尿病、继发性高血压及经生活方式干预 6 个月后血压仍未达标者。此类患者建议到专业医疗机构进行规范化治疗。

三、儿童青少年高血脂的管理

儿童青少年血脂异常是指发生在儿童青少年时期的血脂代谢紊乱，也就是指血浆中总胆固醇和（或）甘油三酯水平高于正常参考值及低高密度脂蛋白－胆固醇血症。儿童青少年血脂异常与成人动脉粥样硬化相关性心血管疾病发生密切相关，且直接损害儿童健康，引发如黄色瘤、酮症、脂质肾毒性、脂肪肝、胆石症、胰腺炎等疾病。

我国 2 岁以上儿童青少年血脂异常诊断标准如表 6 所示。

表 6　我国 2 岁以上儿童青少年血脂异常诊断标准

标准	总胆固醇 mmol/L（mg/dl）	甘油三酯 mmol/L（mg/dl）	低密度脂蛋白胆固醇 mmol/L（mg/dl）
合适水平	<4.40（170）	–	<2.85（110）
临界高值	4.40~5.15（170~199）	–	2.85~3.34（110~129）
高值血脂	≥ 5.18（200）	≥ 1.70	≥ 3.37

儿童青少年时期治疗高脂血症，重点是改变不健康的生活方式，主要措施有以下几点。

（1）食物多样化，营养充足。

（2）充足的热量以保证生长和发育，并维持理想体重。

（3）推荐下述营养摄入模式：① 饱和脂肪酸产热小于总热量的 10%；② 平均总脂肪产热不超过总热量的 30%；③每天饮食中胆固醇小于 300mg。

（4）远离烟酒、避免被动吸烟、适量运动和保持心理平衡。

（5）如果合并其他系统损害，需要启动药物治疗，建议至专业医疗机构进行规范化治疗。

四、儿童青少年高血糖的管理

近年来，儿童青少年糖尿病发病率明显上升，尤其是低龄儿童。目前在我国，儿童青少年糖尿病仍以 1 型糖尿病为主，但随着肥胖儿童的增多，儿童 2 型糖尿病患病率呈现上升趋势。北京地区 6~18 岁儿童青少年 2 型糖尿病患病率约为 0.6/1000。

儿童青少年糖尿病病症表现不一，很难发现，往往在体检时发现高血糖或尿糖阳性，重者可出现酮症酸中毒。儿童糖尿病的诊断标准与成人标准一致。

儿童青少年糖尿病管理的总体目标是通过饮食控制和体育锻炼取得和维持标准体重、减轻胰岛 β 细胞负荷，使血糖处于正常水平；减少低血糖的发生；防止相关病变（高血压、高血脂、肾病、非酒精性脂肪肝等）出现。

儿童青少年糖尿病管理治疗方案包括以下几点。

（1）健康教育：不仅要针对高血糖儿童群体进行健康和心理教育，更要对其家庭成员进行糖尿病相关知识普及。合理的生活方式对病情的控制尤为重要。

（2）饮食治疗：饮食控制以维持标准体重为原则。根据年龄段，控制每日摄入的热量。推荐低血糖生成指数（慢消化，慢升糖，饱腹感强）和富含膳食纤维的食物。增加植物脂肪占总脂肪摄入比例，限制饱和脂肪酸与反式脂肪酸的摄入量。来源于植物的蛋白质更有助于降低血脂水平。膳食纤维可改善餐后血糖，谷物膳食纤维还可增强胰岛素敏感性。

（3）运动治疗：运动在儿童和青少年 2 型糖尿病的治疗中占有重要的地位，有利于减轻体重，增加胰岛素的敏感性，增加外周组织对糖的摄取，减少胰岛素的用量。运动方式和运动量的选择应因个而异，根据性别、年龄、体型、体力、运动习惯和爱好制订适当的运动方案。运动方式可以是有氧运动、力量锻炼或柔韧性训练。每天坚持 30~60 分钟的中等强度运动，每周运动 5 天，可起到控制体重的作用。

（4）药物治疗：确诊糖尿病的儿童青少年应到专业医疗机构进行规范化治疗。

REFERENCES 参考文献

[1] Lloyd-Jones D M, Hong Y, Labarthe D, et al. Defining and setting national goals for cardiovascular health promotion and disease reduction: The American Heart Association's strategic impact goal through 2020 and beyond [J]. Circulation, 2010, 121 (4): 586-613.

[2] Gorini G, Carreras G. Morbidity attributable to second-hand smoke in European children[J]. Arch Bronconeumol, 2021, 57 (7): 455-456.

[3] 中华人民共和国国家卫生和计划生育委员会. 学龄儿童青少年超重与肥胖筛查: WS/T 586-2018 [S]. 北京: 中华人民共和国国家卫生计划生育委员会, 2018.

[4] Physical Activity Guidelines for Americans Midcourse Report: Strategies to Increase Physical Activity Among Youth [M]. Washington, DC: USDHHS, 2012.

[5] 范晖, 闫银坤, 米杰. 中国 3~17 岁儿童性别、年龄别和身高别血压参照标准 [J]. 中华高血压杂志, 2017, 25 (5): 428-435.

[6] Pool L R, Aguayo L, Brzezinski M, et al. Childhood risk factors and adulthood cardiovascular disease: a systematic review [J]. The Journal of pediatrics, 2021, 232: 118-126, 23.

[7] Kuehn B M. Childhood risk factors contribute to cardiovascular events in adults [J]. Circulation, 2020, 114 (2): 147-148.

[8] Dwyer T, Sun C, Magnussen C G, et al. Cohort Profile: the international childhood

cardiovascular cohort（i3C）consortium［J］. International journal of epidemiology，2013，42（1）：86–96.

［9］Jacobs Jr D R，Woo J G，Sinaiko A R，et al. Childhood cardiovascular risk factors and adult cardiovascular events［J］. New England Journal of Medicine，2022，386（20）：1877–1888.

［10］Hu T，Gall S L，Widome R，et al. Childhood/adolescent smoking and adult smoking and cessation：the international childhood cardiovascular cohort（i3C）consortium［J］. Journal of the American Heart Association，2020，9（7）：e014381.

［11］U.S. Department of Health and Human Services. 2008 Physical Activity Guidelines for Americans［EB/OL］.［2019–09–30］https：//health.gov/sites/default/files/2019–09/paguide.pdf.

［12］Askew CD，Parmenter B，Leicht AS， et al. Exercise & Sports Science Australia（ESSA）position statement on exercise prescription for patients with peripheral arterial disease and intermittent claudication［J］. J Sci Med Sport，2014，17（6）：623 –629.

［13］中国营养学会 . 中国居民膳食指南（2022）［M］. 北京：人民卫生出版社，2022：254–255.

［14］中华医学会儿科学分会内分泌遗传代谢学组，中华医学会儿科学分会心血管学组，中华医学会儿科学分会儿童保健学组，等 . 中国儿童青少年代谢综合征定义和防治建议［J］. 中华儿科杂志，2012，50（6）：420–422.

［15］中华医学会儿科学分会内分泌遗传代谢学组，中华医学会儿科学分会儿童保健学组，中华医学会儿科学分会临床营养学组，等 . 中国儿童肥胖诊断评估与管理专家共识［J］. 中华儿科杂志，2022，60（6）：507–515.

［16］中华人民共和国卫生部，中国国家标准化管理委员会 . 中小学生一日学习时间卫生要求 GB/T 17223 2012［S］. 北京：中国标准出版社，2012.

［17］中华医学会儿科学分会罕见病学组，中华医学会儿科学分会心血管学组，中华医学

会儿科学分会儿童保健学组，等．儿童脂质异常血症诊治专家共识（2022）[J]．中华儿科杂志，2022，60（7）：633-639.

[18] 中华医学会儿科学分会内分泌遗传代谢学组，中华医学会儿科学分会心血管学组，中华医学会儿科学分会儿童保健学组，等．中国儿童青少年代谢综合征定义和防治建议[J]．中华儿科杂志，2012，50（6）：420-422.

[19] 中华医学会儿科学分会罕见病学组，中华医学会儿科学分会心血管学组，中华医学会儿科学分会儿童保健学组，等．儿童脂质异常血症诊治专家共识（2022）[J]．中华儿科杂志，2022，60（7）：633-639.

[20] 中华医学会儿科学分会内分泌遗传代谢学组，中华医学会儿科学分会儿童保健学组，中华医学会儿科学分会临床营养学组，等．中国儿童肥胖诊断评估与管理专家共识[J]．中华儿科杂志，2022，60（6）：507-515.

[21] 中华人民共和国国家卫生和计划生育委员会．学龄儿童青少年超重与肥胖筛查：WS/T 586-2018[S]．北京：中华人民共和国国家卫生计划生育委员会，2018.

[22] 儿童肥胖预防与控制指南修订委员会．儿童肥胖预防与控制指南（2021）[M]．北京：人民卫生出版社，2021.

[23] 国家卫生健康委员会疾病预防控制局，国家心血管病中心，中国医学科学院阜外医院，等．中国高血压健康管理规范（2019）[J]．中华心血管病杂志，2020，48（1）：10-46.

[24] 中国高血压防治指南修订委员会，高血压联盟（中国），中华医学会心血管病分会，等．中国高血压防治指南（2018年修订版）[J]．中国心血管杂志，2019，24（1）：1-46.

[25]《中华儿科杂志》编辑委员会，中华医学会儿科学分会儿童保健学组，中华医学会儿科学分会心血管学组，等．儿童青少年血脂异常防治专家共识[J]．中华儿科杂志，2009，47（6）：426-428.

[26] 中华医学会糖尿病学分会．中国2型糖尿病防治指南（2020年版）[J]．中华糖尿病杂志，2021，13（4）：315-409.